Travail du Laboratoire de M. le Professeur GILBERT-BALLET

Le Cerveau

et

l'appareil surrénal

PAR

Le Docteur Arnold PETIT

DE LA FACULTÉ DE MÉDECINE DE PARIS

ANCIEN EXTERNE DES HÔPITAUX DE PARIS

PARIS

LIBRAIRIE J.-B. BAILLIÈRE ET FILS

19, RUE HAUTEFEUILLE, 19

1909

LE CERVEAU

ET

L'APPAREIL SURRÉNAL

Travail du Laboratoire de M. le Professeur GILBERT-BALLET

Le Cerveau

et

l'appareil surrénal

PAR

Le Docteur Arnold PETIT

DE LA FACULTÉ DE MÉDECINE DE PARIS
ANCIEN EXTERNE DES HÔPITAUX DE PARIS

———————

PARIS
LIBRAIRIE J.-B. BAILLIÈRE ET FILS
19, RUE HAUTEFEUILLE, 19

1909

A LA MÉMOIRE DE MON PÈRE

A MA GRAND'MÈRE

A MA MÈRE

A MES FRÈRES

A MES PARENTS, A MES AMIS

*A mon **Président de thèse***

M. LE PROFESSEUR GILBERT-BALLET
Médecin des Hôpitaux
Chevalier de la Légion d'Honneur

En reconnaissance du grand honneur qu'il nous a fait en acceptant la présidence de notre thèse et de la haute bienveillance qu'il nous a accordée pendant tout le cours de nos études médicales.

A M. LAIGNEL-LAVASTINE
Médecin des Hôpitaux

En remerciement des conseils qu'il nous a donnés pour la rédaction de notre thèse et en souvenir de l'amitié dont il a bien voulu nous honorer.

A mes maîtres dans les Hôpitaux

M. GUINARD
Chirurgien des Hôpitaux ;

M. HISCHMANN
Chef du service d'électrothérapie de Lariboisière ;

M. LE PROFESSEUR LE DENTU ;

M. LE PROFESSEUR DIEULAFOY ;

M. GASTON LION
Médecin des Hôpitaux ;

M. LE PROFESSEUR HAYEM.

LE CERVEAU

ET

L'APPAREIL SURRÉNAL

INTRODUCTOIN

L'importance des glandes à sécrétion interne, des capsules surrénales en particulier, n'est aujourd'hui ni contestable, ni contestée. Cette importance même explique le nombre considérable de travaux qui leur ont été consacrés dans ces derniers temps, et si le rôle physiologique des capsules surrénales n'est pas encore complètement connu, du moins a-t-on pu mettre en lumière leurs principales fonctions.

On connaît l'influence de ces glandes sur la pression sanguine et l'activité musculaire; on peut affirmer d'une façon certaine leur action neutralisante sur les toxiques. On a noté enfin (et nous insistons sur ce point) que les lésions de l'appareil surrénal sont très *fréquemment* accompagnées de troubles *psychiques* et de *lésions cérébrales* d'intensité variée.

La constance de ces faits devait logiquement faire naître une hypothèse.

Cette coexistence de troubles cérébraux et de troubles surrén aux n'est-elle qu'une pure coïncidence ? Ne s'agit-il pas plutôt d'un rapport de causalité ? Par suite, entre le *cerveau* et les *glandes surrénales*, n'existe-t-il pas des rapports étroits, des relations particulièrement intimes ?

Nous avons pensé qu'il serait intéressant de revenir sur cette hypothèse, et de rechercher si l'étude des faits *anatomo-physiologiques*, *pathologiques* et *thérapeutiques*, ne nous apporterait pas les éléments nécessaires à la vérifier, à faire d'elle une réalité.

I

Faits anatomo-physiologiques.

Avant d'aborder le fond de notre sujet, il nous a semblé indispensable de dire quelques mots sur l'anatomo-physiologie des surrénales.

L'appareil surrénal ne comprend pas seulement les deux capsules situées au-dessus des reins, il comprend aussi ce qu'on a appelé les *surrénales accessoires* et les *organes parasympathiques*.

Surrénales accessoires et organes parasympathiques ont été trouvés dans ces derniers temps dans différents organes : *reins* (ROKITANSKI, MAGLIA, PILLIET, GRAWITZ), *plexus solaire* (STILLING), *ganglion semilunaire* (JABOULAY), *ligaments larges* (MARCHAND, GRAWITZ, CHIORI), *épididyme* (PILLIET, DAGOUET).

Deux substances forment ces glandes, une corticale, une médullaire, l'une des deux pouvant néanmoins faire défaut.

L'histologie décrit *quatre* variétés cellulaires :

1° *Cellules à lécithine* ;

2° *Cellules à pigment* ;

3° *Cellules à adrénaline ou chromaffines* ;

4° *Cellules nerveuses sympathiques.*

Nous n'entrerons pas dans le détail des différentes actions qu'on a attribuées à chaque espèce de cellule.

Disons seulement que l'action neutralisante sur les toxiques serait, d'après Laguesse, liée intimement à la présence de lécithine dans les deux premières variétés de cellules; qu'à la cellule à adrénaline reviendrait le pouvoir hypertenseur de la surrénale.

Disons enfin, avec M. Laignel-Lavastine, que « l'importance des éléments nerveux des glandes surrénales d'une part, et l'existence démontrée jusqu'alors surtout chez les animaux de petits groupes de cellules à adrénaline ou cellules chromaffines, tel que l'organe de Zuckerkand, en connexion avec des ganglions et des nerfs sympathiques d'autre part, montrent l'intimité des éléments sympathiques et chromaffiniens.

L'hyperactivité glandulaire constitue *l'hyperépinéphrie*, l'hypo-activité, *l'hypo-épinéphrie*.

Dans *l'hyperépinéphrie*, on constate histologiquement que toutes les cellules de la substance corticale ont subi la transformation spongiocytaire et que celles de la médullaire ont pris un état granuleux.

Les cellules de la corticale, dans *l'hypo-épinéphrie*, contiennent de la graisse indélébile, parfois même ne contiennent aucune graisse et les cellules médullaires prennent un aspect rétracté.

II

Faits anatomo-pathologiques.

Lundborg, dans son essai d'explication de la nature intime de la dégénérescence, tend à admettre l'influence des glandes à sécrétion interne dans sa production.

« Il me semble, dit-il, permis d'admettre l'existence d'une ou de plusieurs glandes à sécrétion interne dont les fonctions ont pour effet de régler le développement et l'activité du système nerveux.

« Si ces glandes sont dès la naissance défectueuses, l'effet sera naturellement tout autre que si elles n'ont été lésées qu'à un moment plus avancé de la vie. Le système nerveux chez de tels sujets est anormal et réagit d'une façon qui lui est particulière.

« Bref ces individus sont *névro* ou *psychopathes*. »

Les travaux de Léri sur les glandes surrénales apportent un sérieux appui à la thèse de Lundborg. Qu'il nous soit permis de citer une page de cet auteur.

Les capsules surrénales dans l'anencéphalie.

« L'*aplasie* des capsules surrénales est un fait constant dans l'*anencéphalie*, elle est toujours considérable au point que ces glandes peuvent être considérées comme *fonctionnellement absentes*.

Nous avons signalé, avec BEUDER, la constance de ce fait, après BIESING, MAGNUS et ZANDER, et avant RUJU.

On trouve les chiffres suivants :

Nouveau né à terme normal : rein, 15 gr. ; capsule surrénale, 5 gr. 50.

Fœtus de 5 mois : rein, 1 gr. 60 ; capsule surrénale, 1 gr. 20.

Anencéphale A (né à 10 mois 1/2) : rein droit, 12 gr. 60 ; capsule droite, 0 gr. 60 ; rein gauche 11 gr., capsule gauche, 0 gr. 60.

Anencéphale B (8 mois 1/2) : rein droit, 5 gr. 20, capsule dr., absente ; — rein gauche, 5 gr. 20 ; capsule g., 0 gr. 10.

Anencéphale C (7 mois 1/2) : rein droit, 3 gr. 30 ; capsule droite, 0 gr. 20 ; — rein gauche, 1 gr. 50 ; capsule g., 0 gr. 20.

Anencéphale D (9 mois) : rein droit, 0 gr. 20 ; capsule dr., 0 gr. 35 ; — rein gauche, 8 gr. 80 ; capsule g., 0 gr. 30.

D'après ces chiffres il est évident qu'il n'y a pas simple *coïncidence*, mais *relation de cause à effet*. Quelle est cette relation ?

L'aplasie des surrénales n'est pas la cause déterminante de l'anencéphalie, car celle-ci n'est pas un arrêt de développement, mais la conséquence d'une maladie inflammatoire du système nerveux central.

L'aplasie surrénale (qui est nettement élective, car les autres organes sont intacts) n'est pas non plus la conséquence d'une lésion du sympathique, car le sympathique est normal.

La surrénale s'atrophie peut-être parce qu'elle est

l'organe producteur essentiel de lécithine, que la lécithine sert surtout au développement du système nerveux et que la glande est inutile après la destruction du cerveau.

Comme tous (ou presque tous) les anencéphales sont des filles, on peut supposer que l'aplasie des surrénales est préalable à la destruction du cerveau, que le testicule, organe riche en lécithine, peut, jusqu'à un certain point, jouer un rôle vicariant en l'absence des surrénales, dans le développement du système nerveux mais que l'absence simultanée des testicules et des surrénales enlève au cerveau toute résistance et le prédispose à l'éclatement qui constitue l'anencéphalie en cas de méningo-encéphalite fœtale avec hydrocéphalie.

De nouvelles recherches dans ce sens seront utiles à l'étude des relations physiologiques et pathologiques entre le système nerveux et les glandes à sécrétion interne, notamment les glandes surrénales et génitales.»

L'étude rapide à laquelle nous venons de nous livrer nous a permis de mettre un peu en relief l'influence que peuvent avoir dans la vie fœtale et dans l'enfance les troubles surrénaux sur le cerveau et peut-être même aussi les troubles cérébraux sur le système surrénal.

Cette influence, la retrouve-t-on dans l'âge mûr? Sur l'homme, l'expérimentation rationnelle n'est guère possible, à cause des conditions complexes dans lesquelles interviennent la chirurgie et l'opothérapie.

Néanmoins, les faits pathologiques, leur traitement chirurgical ou médical, ne peuvent-ils, dans une certaine mesure, mettre à notre disposition des faits qui contribueront à éclairer notre religion?

Depuis Addison, l'attention avait été attirée par le changement de caractère de certains malades (dits addisoniens).

D'autres auteurs ont récemment décrit des troubles mentaux variés, survenant chez des malades atteints d'*insuffisance surrénale aiguë ou subaiguë*.

La coexistence des troubles psychiques et des troubles glandulaires étant admise, la question se pose de rechercher si ces troubles psychiques dépendent des troubles glandulaires avec lesquels ils coexistent.

Pour cette démonstration, nous pourrons, comme le propose M. LAIGNEL-LAVASTINE recueillir, d'une part, dans les services de malades aliénés, les observations de troubles glandulaires chez ces derniers, d'autre part dans les services hospitaliers les observations de troubles psychiques dans les syndromes glandulaires.

On est ainsi amené dans une double série de faits à descendre du cerveau à la glande, d'une part, et d'autre part à remonter de la glande au cerveau.

Troubles glandulaires (*surrénaux*) dans les syndromes démentiels.

Ces troubles n'ont été jusqu'ici que fort peu étudiés. Quelques cas doivent néanmoins être cités.

M. LAIGNEL-LAVASTINE a trouvé, dans un cas de démence précoce, de l'hypertrophie de la substance corticale de la surrénale, hypertrophie à tendance nodulaire et adénomateuse, avec pigmentation abondante de la réticulée.

Sabrazès et Husnot ont incriminé l'*hyper-épinéphrie* comme facteur *pathogénique de la démence sénile*.

« Les hypertrophies adénomateuses des surrénales, disent-ils, si fréquentes chez des vieillards, ne peuvent-elles déterminer des lésions de sclérose atteignant après les vaisseaux le tissu nerveux lui-même et devenir ainsi un facteur considérable de l'évolution de la sénilité ? »

Troubles psychiques dans les syndromes surrénaux.

Ces troubles peuvent être observés : 1° chez les *addisoniens chroniques*; 2° dans l'*insuffisance surrénale*, qu'elle soit *aiguë* ou *subaiguë*; 3° ou bien encore dans *l'artério-sclérose d'origine surrénale* (Laignel-Lavastine).

Troubles psychiques chez les addisoniens chroniques.

Nombreux sont les troubles observés chez ces malades, les uns plus ou moins atténués, les autres plus bruyants ayant généralement une terminaison fatale.

Pour décrire l'état mental de l'addisonien, nous ne pourrions mieux faire que de citer ici une observation parmi celles que nous avons pu recueillir dans le service de M. le Professeur Gilbert-Ballet, à l'Hôtel-Dieu.

OBSERVATION I.

Monsieur X..., âgé de 51 ans, porteur aux Halles. Entré à l'Hôtel-Dieu le 9 mai 1908.

A. H..., père mort albuminurique; mère morte à 82 ans (de vieillesse).

A. P..., bronchite en 1882. Depuis, le malade tousse tous les hivers. Il n'a pas eu d'hémoptysies.

Histoire de la maladie. — Le malade a commencé à perdre ses forces il y a 2 ans, l'état d'asthénie est devenu de plus en plus marqué, forçant le malade à s'aliter il y a trois mois (février 1908). Depuis cette époque, le malade a vu disparaître l'appétit. Puis il fut pris de vomissements quotidiens qu'il a encore à son entrée à l'hôpital le 9 mai 1908.

Actuellement (19 mai) il présente une teinte bronzée généralisée des téguments. — La teinte brune est surtout marquée au niveau du tronc et des flancs, très peu accentuée au niveau des extrémités. Sur la face interne des joues, la muqueuse présente plusieurs taches brunes de petites dimensions.

A. D..., les vomissements ont disparu. Il n'y a pas de constipation. Le foie est très hypertrophié et déborde les fausses côtes de 4 travers de doigts.

A. C..., le pouls, rapide, est à 120, assez fort. Pas de signes de lésions cardiaques. Tension artérielle (15 cm. Hg.).

A. R..., l'auscultation fait entendre de nombreux râles sibilants et ronflants aux deux bases. La percussion ne nous fournit aucun renseignement.

État mental. — Les forces du malade ne sont pas revenues. Il se plaint de ne plus pouvoir marcher, tellement il se sent faible — aussi garde-t-il le lit. D'ailleurs il ne s'intéresse plus à rien, il ne lit plus son journal, il n'en a plus la force. Il ne peut même pas vouloir. Il est triste et complètement abattu.

Le 23 juin 1908. — Le malade est beaucoup moins asthénique, il se lève, se promène, lit son journal. Le 10 juillet, le malade sort très amélioré. Il fut soigné par l'extrait de surrénal.

Asthénie, *aboulie*, *tristesse*, tels sont donc les stigmates psychiques de l'addisonien.

Des recherches récentes ont démontré que l'addisonien possède un appareil surrénal insuffisant. Cette insuffisance étant plus ou moins accentuée, plus ou moins appréciable, l'hypotension artérielle et l'hypotonicité musculaire traduisent cette insuffisance. C'est de plus un mélanodermique cutanéo-muqueux.

A ce sujet, M. LAIGNEL-LAVASTINE s'exprime ainsi :

« On ne peut s'empêcher d'établir un parallélisme entre ces divers groupes de faits histologiques, physiologiques, chimiques et psychiques.

« L'*asthénie* psychique me paraît dépendre, comme l'asthénie musculaire, de l'insuffisance des cellules à lécithine. On connaît les connexions étroites du cerveau et du muscle.

L'*aboulie*, logiquement, dérive de l'asthénie, et la tristesse peut être rapprochée de l'hypotension artérielle liée à l'insuffisance de l'adrénaline. On connaît la thèse de JAMES et LANGE et les travaux de KLIPPEL et DUMAS.

Troubles psychiques dans l'insuffisance surrénale aiguë et subaiguë.

L. BERNARD et SERGENT ont contribué largement à faire connaître les troubles d'insuffisance surrénale aiguë ou subaiguë. Ils se caractérisent, d'après eux :
1° par un *abaissement* de la tension artérielle; 2° par de

A. PETIT

2

l'*asthénie* ; 3° par des *signes d'intoxication*, s'accompagnant de troubles psychiques variés.

Ils ont d'ailleurs été décrits sous le nom d'*encéphalopathie addisonienne*. Nous ferons remarquer toutefois que ces troubles peuvent fort bien s'observer en dehors de tout syndrome d'Addison.

Cette encéphalopathie peut varier dans ses formes. C'est d'abord la forme *convulsive*, surtout fréquente chez l'enfant.

Desmor en a donné une bonne observation.

Parfois elle revêt la forme *myoclonique* signalée, notamment par Nobécourt et Paisseau, chez un enfant de 13 ans. Mais citons une observation.

Observation II

Insuffisance surrénale aiguë à forme myoclonique chez un addisonien.

(Inédite, résumée, due à l'obligeance de M. Laignel-Lavastine.)

« Il s'agit d'un homme de 21 ans, entré à l'hôpital Laënnec, dans le service de M. Bourcy, pour « chorée », en octobre 1906. On apprend qu'il avait vu, le mois précédent, un cas de chorée à l'asile de Vincennes, où il avait été envoyé en convalescence d'une amputation de l'avant-bras pour tuberculose du carpe.

Je l'examine le lendemain de son entrée. Il est très pigmenté, surtout aux organes génitaux. A la mélanodermie du type addisonien s'ajoutent des taches brunes dans la bouche. Le ventre, très hyperesthésié, est en bateau ; le malade est constipé ; la langue est belle.

La respiration est rapide ; il existe des signes d'induration des deux sommets.

Au cœur, on entend un souffle d'insuffisance mitrale. Le pouls est petit, à 130, la température voisine de la normale.

Sur l'abdomen, on provoque facilement la raie de Sergent, raie blanche assez persistante après le passage du doigt sur la peau. Les pupilles, de taille moyenne, réagissent bien.

Les réflexes rotuliens manquent.

Le malade a constamment des mouvements choréo-athétosiques, qui augmentent quand on lui parle et l'interroge.

Son état mental est voisin de l'hébétude. Il faut l'interroger fortement et à plusieurs reprises pour qu'il réponde. Alors, comme se réveillant d'un rêve, il parle d'une voix scandée, très particulière, et qu'il n'avait pas lorsqu'il fut amputé.

Ces symptômes avaient fait hésiter le service entre une chorée et une méningite tuberculeuse.

En raison de la brusquerie des accidents, de l'absence de fièvre, des troubles mentaux, de leur coexistence avec le syndrome d'Addison, je crois fondé le diagnostic d'*encéphalopathie à forme myoclonique par insuffisance surrénale aiguë.*

La mort survint subitement 48 heures plus tard sans que j'aie revu le malade.

L'*autopsie* a confirmé le diagnostic.

Le cerveau est macroscopiquement intact; il n'y a pas de méningite. Il existe des adhérences pleurales des deux sommets pulmonaires, surtout à gauche. La plèvre pariétale recouvrant la gouttière vertébro-costale n'est pas épaissie. Le lobe supérieur gauche est infiltré de tubercules crus. Le droit contient quelques tubercules crétacés.

Le cœur est gros; la grande valve de la mitrale est bordée d'un épaississement déjà ancien rappelant le frai de grenouille.

Dans l'abdomen n'existent pas de lésions péritonitiques aiguës; le foie est normal.

Des adhérences entourent la surrénale gauche, très grosse, caséifiée.

La droite a beaucoup moins d'adhérences.

Sur une coupe macroscopique transversale des 2 surrénales, on voit le centre caséifié avec disparition totale du parenchyme normal. La périphérie de la caséification est formée de sclérose enfermant les fibres des plexus périsurrénaux.

Examen histologique. — Nous ne rapportons de cet examen que la partie concernant le cerveau et les surrénales.

Écorce cérébrale (alcool). — A l'hématéïne-éosine et Van Gieson on ne voit aucune lésion méningée ni conjonctivo-vasculaire.

Au Nissl, les cellules pyramidales, géantes, grandes et petites, apparaissent en chromatolyse, partielle ou totale, avec caryolyse fréquente et tuméfaction globuleuse.

La méthode de Cajal, dans le lobule paracentral, montre de très belles pyramidales géantes, de forme normale, avec des neurofibrilles noires bien conservées à leur périphérie et dans leurs dendrites, mais rares dans le cortex même. Certaines cellules ne contiennent même pas une ou deux neurofibrilles noires dans leur partie périphérique et dans leur partie centrale le chevelu des neurofibrilles secondaires rouges, qui paraît normal à un faible grossissement, ne semble lésé qu'à l'objectif à immersion qui le montre un peu flou et raréfié. On peut donc conclure que les lésions cellulaires, visibles par la méthode de Cajal, sont beaucoup moins marquées que celles que montre la méthode de Nissl.

Surrénale droite (Sauer). — A l'hématéïne-éosine, on voit la moitié supérieure de la glande complètement détruite par la tuberculose sous forme de caséification diffuse et de nodules à cellules géantes ; aucune partie du parenchyme n'est reconnaissable ; la périphérie est engainée dans une sclérose diffuse mêlée d'infiltration lymphocytique et caséeuse. Au sommet de la préparation, on voit des nerfs et de petits ganglions lymphatiques noyés dans la sclérose, entourés de coulées lymphocytiques et présentant une prolifération marquée de leurs cellules endothéliales.

On peut donc, d'après cette seule préparation, faire le diagnostic rétrospectif probable de mélanodermie et de mort par insuffisance surrénale.

Surrénale gauche (Cajal). — L'argent a produit de très jolies

imprégnations des cellules géantes qui parsèment la caséification massive de la glande. En un point où il paraît persister
quelques cellules de la médullaire, polycycliques par pressions
réciproques et claires, on ne voit aucun grain noir argyrophile,
contrairement à l'état normal. C'est là une preuve histologique
de l'insuffisance adrénalinique (1).

Enfin signalons la forme *délirante*, c'est d'ailleurs la
mieux connue. De nombreuses observations en ont été
recueillies (ADDISON, CURLING, ROOTS, KUSMAUL, SYMOND,
TROUSSEAU, BALL).

Citons ce malade de KLIPPEL.

« Le malade, dit KLIPPEL, quitte son lit pour par-
courir la salle ; tout à coup il est pris d'une sorte de
convulsion, au dire de ses voisins, les bras se contrac-
tent et se tordent. Cela ne l'empêche pas de continuer
à parler à haute voix et à marcher dans la salle. Le
veilleur est contraint souvent de le recoucher deux ou
trois fois. Enfin le malade perd complètement connais-
sance à la suite de convulsions et demeure dans le
coma plus ou moins longtemps. » Ces crises se repro-
duisirent à peu près semblables une vingtaine de fois.

« Un autre malade addisonien (observation citée par
BOINET, fut pris subitement, après une nuit tranquille,
d'encéphalopathie avec agitation extrême et s'élança
de son lit ; on dut le contenir, l'obliger à se recoucher,
et comme son délire devenait violent au point qu'il se
levait et courait tout nu dans la salle, on le camisola.

(1) LAIGNEL-LAVASTINE. Application de l'imprégnation argentique de
Cajal à l'étude histo-chimique de la cellule médullo-surrénale (*Soc. de
biologie*, 1er avril 1905.)

Il poussait des éclats de voix et des cris, tâchait de se redresser sur son lit. Cet état d'excitation dura trois heures environ, avec contractions limitées aux membres supérieurs, mouvement oscillatoire de la tête et signes d'asphyxie mortelle. »

OBSERVATION III

Insuffisance surrénale aiguë à forme de confusion mentale chez une addisonienne.

(Inédite, résumée, due à l'obligeance de M. LAIGNEL-LAVASTINE.)

Il s'agit d'une femme de 59 ans, entrée à l'Hôtel-Dieu dans le service de M. FAISANS, le 17 novembre 1908, pour fatigue générale, et passée le 4 décembre dans le service des délirants du professeur Gilbert-Ballet pour troubles mentaux avec agitation. Les renseignements, fournis par l'externe de M. FAISANS, avant l'apparition des troubles psychiques, sont les suivants :

Le père de la malade est mort alcoolique. Réglée à 19 ans, elle se maria à 20. Son mari buvait et était syphilitique.

· Elle eut 1 fausse couche et 5 enfants, tous morts en bas âge de tuberculose, athrepsie et croup.

A 17 ans, elle eut une attaque de rhumatisme articulaire aigu, à 30 ans une pleurésie gauche et à 32 ans une nouvelle pleurésie du même côté.

La ménopause vint à 43 ans. Alors elle s'aperçut d'une mélanodermie diffuse, en même temps qu'elle ressentait une faiblesse croissante et se plaignait d'anorexie.

En 1889 elle pesait 66 kilogr. et en 1903, 44.

Depuis 4 ans elle a des bronchites répétées et depuis 2 ans ne peut plus travailler à cause de son asthénie et de douleurs lombaires qui surviennent quand elle est debout.

Le 5 décembre, à la visite du matin, je trouve une femme très fortement mélanodermique qui fait immédiatement penser au syndrome d'Addison. La pigmentation de la face interne de la joue gauche en arrière de la commissure, la petitesse du pouls qui bat à 90, l'hypotension artérielle extrême, à 8 cm. Hg. la raie blanche de Sergent, la grande longueur de la tache blanche (1), l'asthénie extrême confirment le diagnostic.

J'apprends que, depuis 48 heures, la malade délire, parle la nuit, a de la fièvre (38°6), et que c'est pour ces accidents qu'on la passe dans notre service.

Au point de vue mental, je constate la désorientation dans le temps, mais non dans l'espace. D'ailleurs, la malade, très absorbée, parle très peu; si elle a été excitée précédemment, c'est maintenant la dépression qui domine de beaucoup le tableau clinique. Il n'y a pas d'idées délirantes actives. C'est une simple confusion mentale avec asthénie. Ni sucre, ni albumine dans les urines.

Je prescris le régime lacté intégral et 0 gr. 30 de poudre de surrénale de Cassino. A la contre-visite l'état de la malade était le même. Rien ne faisait prévoir, sinon le diagnostic, la mort qui survint subitement le 6, à 5 heures du matin, après quelques minutes d'accidents asphyxiques formidables, rappelant tout à fait, d'après l'interne de garde, M. Caraven, la dyspnée d'une apoplexie pulmonaire. A l'autopsie, on trouva dans la poitrine des adhérences pleurales du lobe supérieur droit et de tout le poumon gauche avec symphyse de l'espace pleuro-péricardique gauche. Dans les poumons, il n'y avait pas de tubercules macroscopiquement appréciables, mais de la pneumonie chronique ardoisée des sommets, avec épaississement scléreux des trous interlobulaires.

Les feuillets péricardiques avaient des adhérences faciles à décoller; le cœur était normal.

Le foie (1000 grammes) était marbré, muscadé par endroits.

Les reins (105 gr. à droite et 95 à gauche) étaient décorticables et d'aspect normal.

La rate était très petite.

L'encéphale (1900 grammes) ne présentait aucune lésion méningée ou parenchymateuse macroscopique.

(1) HALBIN et LAIGNEL-LAVASTINE, Soc. de biologie, juillet 1902.

Examen histologique. — Nous ne rapportons ici que l'examen du cerveau et des surrénales.

Ecorce cérébrale (alcool). — Le lobule paracentral, à l'hématéïne-éosine et hématéïne-Van Gieson, ne montre pas trace d'inflammation ni de sclérose. Il n'y a pas de méningite. Les vaisseaux des méninges et du cortex sont seulement augmentés.

Au Nissl, on constate la même congestion, avec augmentation appréciable des cellules périvasculaires et des cellules satellites des cellules nerveuses.

Les pyramidales géantes, dont la forme générale est le plus souvent conservée, ont leurs grains chromatiques nets; elles sont assez riches en pigment.

Les grandes pyramidales sont tantôt normales, tantôt en chromatolyse partielle ou en totale, tantôt chromatolyse et karyolyse avec neuroplagie plus ou moins accentuée. Celle-ci se caractérise au niveau de certaines cellules nerveuses par la présence de 7 à 8 neuroplages enfoncés dans des grottes creusées dans le protoplasma interdendritique des grandes pyramidales.

Les petites pyramidales sont entourées de cellules satellites encore plus nombreuses. On en compte bien 8 à 10 par coupe autour d'une petite pyramidale. Celles-ci ont souvent leur noyau déformé, aplati, à membrane parfois ondulée. Leur protoplasma est tantôt en chromatolyse, tantôt avec grains chromatiques encore visibles.

Surrénales. — Malgré les splanchniques pris comme conducteurs pour arriver sûrement sur les ganglions semi-lunaires et les surrénales (1), la recherche de celles-ci est extrêmement laborieuse. On en découvre enfin une complètement atrophiée réduite au volume d'une petite cerise, perdue dans une masse graisseuse englobant le plexus solaire et des ganglions lymphatiques assez gros et dont plusieurs ont leur centre caséifié ou crétifié. La dissection est impossible sur la table d'autopsie. Elle a été terminée au laboratoire après fixation de la masse au formol.

(1) LAIGNEL-LAVASTINE, *l'Autopsie du Plexus solaire* (*Revue de médecine* 1907, n° 7.)

La surrénale gauche a pu aussi être isolée. Quant à la droite, la petite bille jaunâtre qui paraissait lui correspondre, à l'examen histologique est apparue n'être qu'un ganglion lymphatique au centre caséeux.

Par contre, la gauche, un peu moins petite, du volume d'une petite cerise, fixée au formol et incluse au collodion, était presque totalement détruite par la caséification, une partie de la masse caséeuse était crétifiée dans une extrémité de la pièce, le tissu surrénal cortical était reconnaissable à quelques éléments glomérulaires et trabéculaires.

Plus rarement on a pu observer un *délire d'interprétation*, comme dans le cas cité par Delmas et Vigouroux.

« Il s'agit d'un addisonien de 55 ans, mort brusquement à l'asile, après avoir manifesté, pendant les six derniers mois de son existence, un délire d'interprétation prolongé portant sur les troubles subjectifs qu'il avait en tant qu'addisonien.

Il était hyperesthésique : dès qu'on le touchait, il souffrait ; de là des accusations constantes de mauvais traitements qu'il prétendait avoir subis. Il avait des douleurs localisées, il prétendait avoir reçu des coups. Il se plaignait d'asthénie musculaire : celle-ci, ayant succédé rapidement à un effort musculaire supérieur à la moyenne, était pour lui un sujet de préoccupations hypocondriaques motivées. Le dégoût des aliments, si fréquent chez les addisoniens, lui faisait trouver détestables tous ceux qu'on lui présentait : on voulait, disait-il, le laisser mourir de faim, on le nourrissait d'aliments immondes. »

On en retrouve un autre cas bien décrit dans l' « A-
MÉRICAN JOURNAL OF INSANITY » de 1904.

Nous reproduisons ici quelques passages de cette
longue observation :

OBSERVATION IV

Femme âgée de 47 ans au moment de son admission à
l'asile des aliénés de Caunton, 1902.

Pas de tares psychopathiques dans la famille. Trois sœurs
mortes tuberculeuses. Elle a toujours été robuste ; mariée 2 fois,
elle n'a eu ni enfant, ni fausse couche. Pas d'alcoolisme.

Durant l'année 1900 elle présenta tous les signes de la maladie d'Addison. Aucun symptôme mental ne fut noté jusqu'en
mars 1902 ; 3 semaines avant son admission, elle déclara à son
mari que des souris trottinaient sur elle. Des sensations pares-
thétiques furent, depuis, fréquemment découvertes. Des animaux, disait-elle, rampaient sur elle. Une fois elle poussa des
cris de terreur, disant qu'un dogue l'avait mordu au bras. De
plus, un jet de lumière avait été projeté sur son dos d'une
maison voisine. Elle se plaignit à la police, demandant une
enquête, pensant que les voisins essayaient de la tuer au
moyen de projections lumineuses.

Signalons enfin la forme *comateuse*.

Tels sont les faits ; il nous reste à les interpréter. Ces
troubles sont-ils dus à l'intoxication tuberculeuse,
comme l'a supposé BINDO DE WEECHI ? Les troubles
psychiques sont en effet très fréquents chez les phtisiques. Mais, dans la généralité des cas, les troubles psychiques, coïncidant avec l'apparition de la tuberculose surrénale, se montrent bien avant que les autres
organes deviennent tuberculeux.

Que penser de la théorie de l'intoxication surrénale?
— « C'est, dit LAIGNEL-LAVASTINE, cette théorie qui me paraît la plus conforme aux faits.

Pour l'appuyer, il est nécessaire de compulser des documents *anatomiques* et *expérimentaux*.

Les documents anatomiques humains se classent en trois groupes, concernant les accidents terminaux sans troubles mentaux, les troubles mentaux aigus, les troubles mentaux subaigus.

Dans le premier groupe, je range deux cas, où j'ai trouvé des lésions légères dans un et presque nulles dans l'autre, à cause de sa rapidité, des cellules nerveuses de l'écorce.

Dans le premier, insuffisance surrénale suraiguë à forme péritonéale par hémorragie double des surrénales, les pyramidales géantes étaient peu atteintes. Elles avaient conservé leur forme; leur protoplasma était finement poussiéreux, avec légère coloration du noyau.

Dans le second, mort subite avec accidents bulbaires, chez un addisonien par tuberculose caséouse des surrénales, le cerveau était normal; les pyramidales géantes du lobule paracentral avaient des grains à peine effrités.

Dans le deuxième groupe, je mets l'étude histologique d'un cas récent d'encéphalopathie à forme myoclonique que j'ai recueilli dans le service de M. BOURCY. Il n'y avait pas de lésions interstitielles; les seules altérations consistaient, au Nissl, en chromatolyse légère et karyolyse fréquente des cellules pyramidales.

Dans le troisième groupe, je place les deux autopsies de KLIPPEL et de VIGOUROUX et DELMAS.

Il y avait encéphalite diapédétique caractérisée par la diapédèse, dans les gaines lymphatiques, de cellules rondes assez abondantes et par une légère tuméfaction des cellules nerveuses avec noyau souvent périphérique.

Rapprochant ces faits de l'absence des lésions corticales à caractère toxique chez les addisoniens morts phtisiques sans phénomènes aigus d'insuffisance surrénale, comme j'en ai étudié plusieurs, et des expériences de décapsulation de NAGEOTTE et ETTLINGER, qui trouvèrent des lésions aiguës des cellules pyramidales, je conclus qu'il y a un rapport de cause à effet entre l'insuffisance aiguë ou subaiguë des surrénales et les troubles de l'écorce cérébrale. L'absence de troubles psychiques marqués dans des cas à lésions corticales nettes ne contredit pas cette conclusion... »

En effet, comme l'ont montré, à Lisbonne, M. le Professeur GILBERT-BALLET et M. LAIGNEL-LAVASTINE, la manifestation anatomique du trouble cérébral échappe moins souvent à l'observateur que ses manifestations psychiques.

Citons encore les résultats fournis par l'examen microscopique des surrénales et du cerveau de cette femme qui mourut après avoir présenté du délire d'interprétation, délire que nous avons décrit un peu plus haut (Observation IV).

OBSERVATION V

Examen microscopique. — Adrénals. — A la ligne de jonction de l'adrénal et du rein on trouve une infiltration riche en petites cellules, mais sans réaction à l'intérieur de la substance du rein. Les adrénals agrandies révèlent seulement un tissu fibreux entourant la surface de dégénérescence caséeuse. Nulle part il n'y a de tissu surrénal qui soit normal.

Ganglions semi-lunaires. Ni dans l'un ni dans l'autre des ganglions semi-lunaires, il n'y a un changement frappant. Il y a un pigment d'un brun jaunâtre dans les cellules, qui n'est pas plus grand au total que celui qu'on trouve dans les malades du même âge. Il y a des altérations chroniques inflammatoires dans les tissus qui entourent les ganglions, mais nulle part l'accroissement fibreux, ni la maladie tuberculeuse ne sont découverts à l'extérieur des ganglions.

Cortex. — Il y a une augmentation très marquée de la masse de pigment dans les plus larges cellules pyramidales. Quelques-unes de ces cellules sont presque complètement chargées de pigment. La pigmentation se remarque à un degré inférieur dans les cellules pyramidales plus étroites. Toutes les extrémités de la cellule sont vues avec une légère quantité de pigment en forme de ballon. A côté des altérations pigmentaires, la réaction dans le cortex est confinée aux cellules nerveuses. Les méninges sont normales. Il n'y a pas de changement vasculaire significatif. Pas de prolifération de névroglie. L'altération de la cellule la plus ordinaire est une désintégration granuleuse des corps chromophiles ; un agrandissement du noyau, une nucléole profondément tachée, la substance non tachable prenant une teinte pâle. Tandis que, dans la majorité des cellules, le noyau est rond, dans d'autres, il est irrégulier et alors le contenu du noyau est profondément taché.

« Cette psychosis, conclut l'auteur de cette observation, paraît avoir plus qu'une relation accidentelle avec le désordre somatique. »

L'argument *opothérapique* vient encore à l'appui de la thèse que nous soutenons.

Dans les services hospitaliers, on a parfaitement pu suivre les effets du traitement opothérapique.

La dose d'extrait de surrénale peut être trop faible pour compenser l'insuffisance somatique ; elle peut être suffisante, mais elle peut aussi être excessive, c'est ce qui explique les résultats différents obtenus avec ce mode de traitement.

D'une part, l'extrait surrénal fait parfois disparaître les troubles psychiques par insuffisance surrénale. Telle la neurasthénique du professeur JOFFROY, soignée par DUFOUR et ROGUES de FUNSAC. Tel le jeune addisonien fruste de VERUESCO, dont l'apathie extrême fut améliorée.

MORLAT, émettant l'hypothèse d'un infantilisme surrénal, cite un enfant, bien portant jusqu'à la puberté, et qui ne présenta, par la suite, ni les caractères de l'infantile type Lorrain, ni ceux d'un myxœdémateux, mais un arrêt de développement complet psychique et physique avec pigmentation, qui fut très amélioré par l'opothérapie surrénale.

D'autre part, la thérapeutique surrénale excessive peut entraîner des troubles, comme pour l'opothérapie thyroïdienne.

D'abord amélioré par ce traitement, un malade (BOINET) addisonien typique de 35 ans dépassa les doses prescrites et vit son état s'aggraver.

On peut donc concevoir, à côté des psychoses par *insuffisance surrénale*, des psychoses *toxi-surrénales*.

Troubles psychiques dans l'artériosclérose surrénale.

Il nous resterait à dire deux mots sur les troubles psychiques dans l'artériosclérose surrénale. Ces troubles seraient dus à la sclérose des vaisseaux encéphaliques, sclérose occasionnée, d'après les uns, par le pouvoir hypertenseur de l'adrénaline, d'après les autres, par la toxicité de cette même adrénaline, qui serait sécrétée en trop grande abondance par les surrénales.

Sturli a observé des résultats négatifs en administrant l'adrénaline par voie sous-cutanée ; mais il a obtenu, au contraire, des résultats positifs en administrant de la même manière son produit d'oxydation, c'est-à-dire le méthylamino-acétopyro-catéchine.

Braun et Klotz, qui ont pratiqué en même temps l'injection intraveineuse d'adrénaline et celle de différents agents vaso-dilatateurs tels que le nitrite d'amyle ou la nitro-glycérine, et ont observé la nécrose artérielle.

Il semble donc résulter de toutes les expériences faites jusqu'à présent qu'il n'existe pas de rapports étroits entre l'action hypertensive et l'action artériosclérosante de l'adrénaline. On doit donc considérer que l'adrénaline agit, non pas parce qu'elle augmente la tension artérielle, mais parce qu'elle a une action spécifique sur la nutrition de la paroi artérielle.

Toute une série d'autres faits parlent cependant en

faveur de l'hypothèse que l'adrénaline n'agit pas directement sur les vaisseaux, mais provoque d'abord des modifications nutritives en entier, et agit ensuite d'une façon délétère sur la paroi aortique. Il est d'ailleurs possible que la tension vasculaire, si elle ne suffit pas à elle seule pour provoquer la lésion, n'en soit pas moins une cause adjuvante puissante.

Avant de terminer ce que nous savons sur l'artériosclérose expérimentale due à l'adrénaline, il n'est pas inutile de signaler quels sont les rapports qui existent entre la lésion expérimentale et celle qu'on observe dans la pathologie humaine.

Presque tous les auteurs sont d'accord pour admettre que l'artériosclérose de l'homme est un processus entièrement différent de la sclérose artérielle du lapin : alors qu'en effet, chez le lapin, ce sont les éléments musculaires de la tunique moyenne qui sont le point de départ de l'affection, chez l'homme, ce sont les éléments conjonctifs de la tunique interne qui commencent à dégénérer. Seul, Josué soutient encore aujourd'hui l'identité des deux affections, en faisant remarquer qu'il est impossible dans l'artériosclérose de délimiter d'une façon nette la tunique interne de la tunique moyenne, parce que, dans cette affection, la tunique interne se divise en plusieurs lamelles et que l'attribution du foyer athéromateux à la tunique moyenne ou à la tunique interne est tout à fait arbitraire. D'ailleurs, aussi bien chez l'homme que chez le lapin, cet auteur croit que le point de départ du processus pathologique se trouve dans les éléments élastiques, et non pas dans les fibres musculaires.

On a fait des expériences nombreuses en administrant simultanément de l'adrénaline ainsi que d'autres substances à des lapins. C'est ainsi que KORANY et BOVERI ont soutenu que l'injection sous-cutanée d'iodipine faite en même temps que l'injection d'adrénaline empêche les phénomènes d'intoxication provoqués par cette dernière. Peu de temps après, BILAUD publia les résultats d'expériences dans lesquelles l'administration d'iodure de potassium exagérait la nécrose artérielle due à l'adrénaline.

KORANY et SCHRAUK ont répété ensuite leurs expériences et ont soutenu que ce n'était pas l'iodipine qui empêchait la formation des nécroses artérielles, mais l'huile de sésame. Enfin KLINEBERG a fait des expériences avec de l'adrénaline, de l'iodure de potassium et de l'iodipine, et il a montré que les résultats étaient à peu près les mêmes.

De ces expériences, il semble bien résulter que l'hypersécrétion d'adrénaline peut parfois entraîner la sclérose des artères, des artères cérébrales entre autres, sclérose qui peut s'accompagner de troubles psychiques variés.

CONCLUSIONS

En résumé, nous dirons, avec M. LAIGNEL-LAVASTINE :

1° Tantôt le trouble glandulaire survenant dans *l'enfance* ou *l'adolescence* retentit sur le développement de l'organisme et du cerveau ; les troubles psychiques résultent *d'anomalies de structure* ;

2° Tantôt le trouble glandulaire *compatible avec l'existence* et *un fonctionnement relatif de l'organisme* entraînent, dans la vie *organique*, comme dans la vie *psychique*, des *modifications corrélatives d'intensité variée* ;

3° Tantôt, enfin, le trouble glandulaire non plus *modéré* mais *massif*, produit, en même temps que des troubles de l'organisme, des réactions *cérébrales intenses* se manifestant toujours de même par les *psychoses toxiques* classiques à type de *confusion mentale*.

BIBLIOGRAPHIE

ADDISON. — On the constitutional and local effects of disease, of suprarenal capsules, 1855. *Et. med.*, t. II, p. 87.

BALLET G. et LAIGNEL-LAVASTINE. — Congrès de Lisbonne, pp. 154-247 de sect. VII, f. 1.

DESIROT. — La Mal. d'Addison chez l'enfant. Th. 1897-98.

DUFOUR et ROQUES DE FURSAC. — Neurasthénie et capsules surrénales. *Soc. neur.*, 7 déc. 1899. *Rev. neur.*, p. 939.

JUQUELIER. — Les troubles mentaux dans les différentes variétés du syndr. surrénal. *Revue de psychiatrie*, janv. 1907.

KLIPPEL. — Encéphalopathie addisonienne. *Soc. neur.*, 7 déc. 1899. *Rev. neur.*, pp. 898-99.

LAIGNEL-LAVASTINE. — Tuberculose du ganglion semi-lunaire. *Soc. anat.*, 16 janvier 1903, page 59.

— Des troubles psychiques par perturbation des glandes à sécrétion interne. Congrès de Dijon, août 1908.

LÉRI. — *Revue de neurologie*, 30 août 1908.

MORLOT. — Infantilisme et insuffisance surrénale. Th. 1903.

NAGEOTTE et ETTLINGER. — Lésion des cellules du système nerveux central dans l'intoxication addisonienne expérimentale (de capsulation). *Soc. de biol.*, 26 nov. 1896.

NOBÉCOURT et PAISSEAU. — Malad. d'Addison chez un enfant de 13 ans. *Soc. Pédiatrie*, 18 oct. 1904.

ŒUVRE MÉDICO-THÉRAPEUTIQUE. — N° de juillet 1908.

RUJU. — Aplasie des capsules surrénales chez les anencéphalopathiques. *Studi sassaressi*, f. 1, 1905.

SERGENT. — Formes pseudoméningitiques du syndrome d'insuffisance surrénale. *Presse méd.*, 25 nov. 1903.

VIGOUROUX et DELMAS. — Maladie d'Addison et délire. *Soc. méd. psychol.*, 1906.

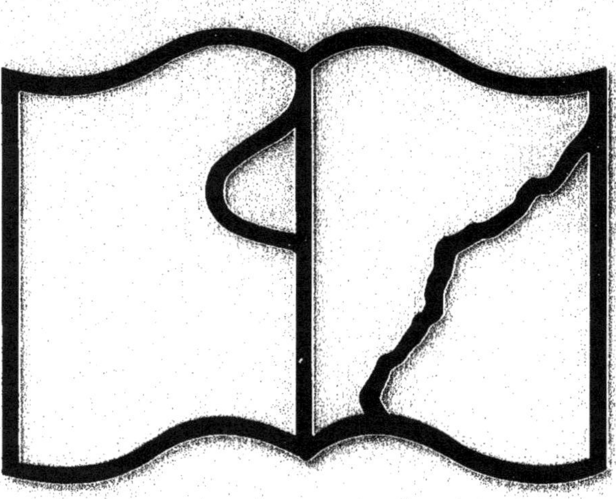

Texte détérioré — reliure défectueuse

NF Z 43-120-11